AF234099

A. BLANCHARD & A. GARNIER
Professeurs d'Agriculture
à l'École de MALROY

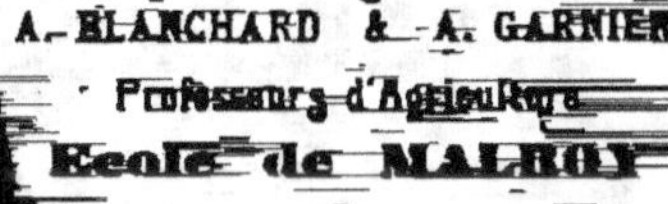
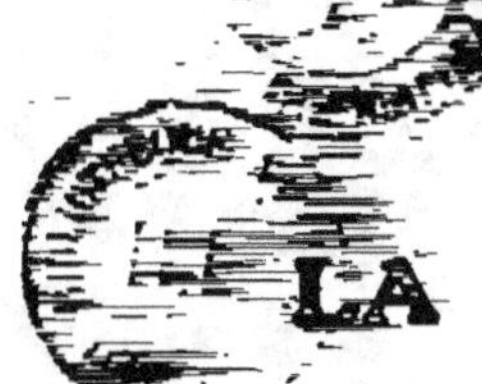

LA
CACHEXIE AQUEUSE

par

L'HISTOMATOSE

(Pourriture du Foie)

PRIX : 1 Fr. 25

Syndicat Agricole du Bassigny
C. MALROY
par Dammartin-sur-Meuse (Haute-Marne)

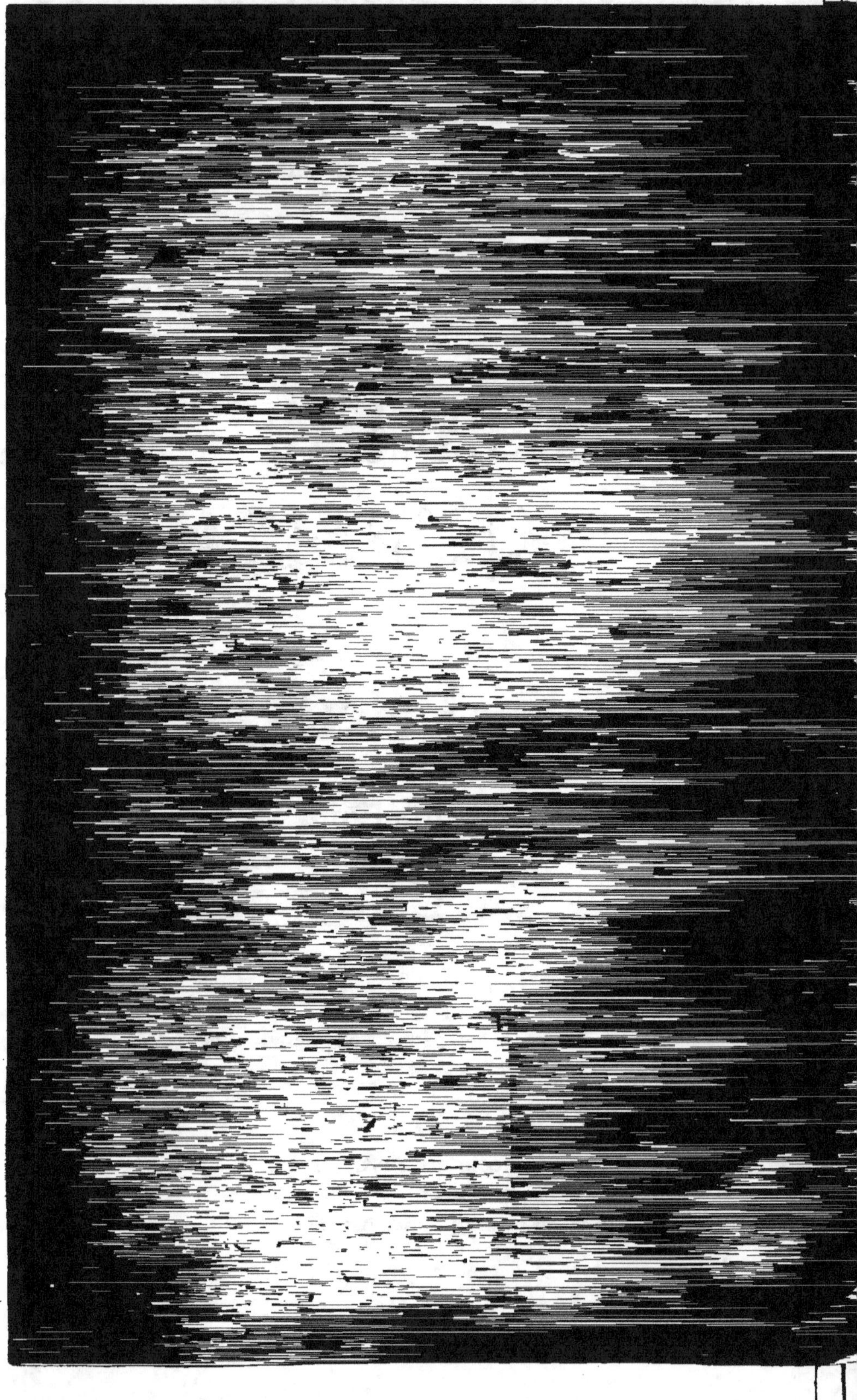

A. BLANCHARD & A. GARNIER
Professeurs d'Agriculture
Ecole de MALROY

LA CACHEXIE AQUEUSE

par

DISTOMATOSE

(Pourriture du Foie)

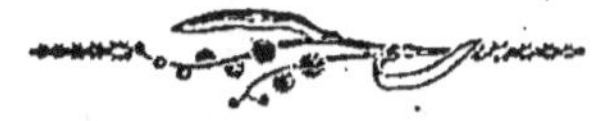

PRIX : 1 Fr. 25

Syndicat Agricole du Bassigny
à **MALROY**
par Dammartin-sur-Meuse (Haute-Marne)

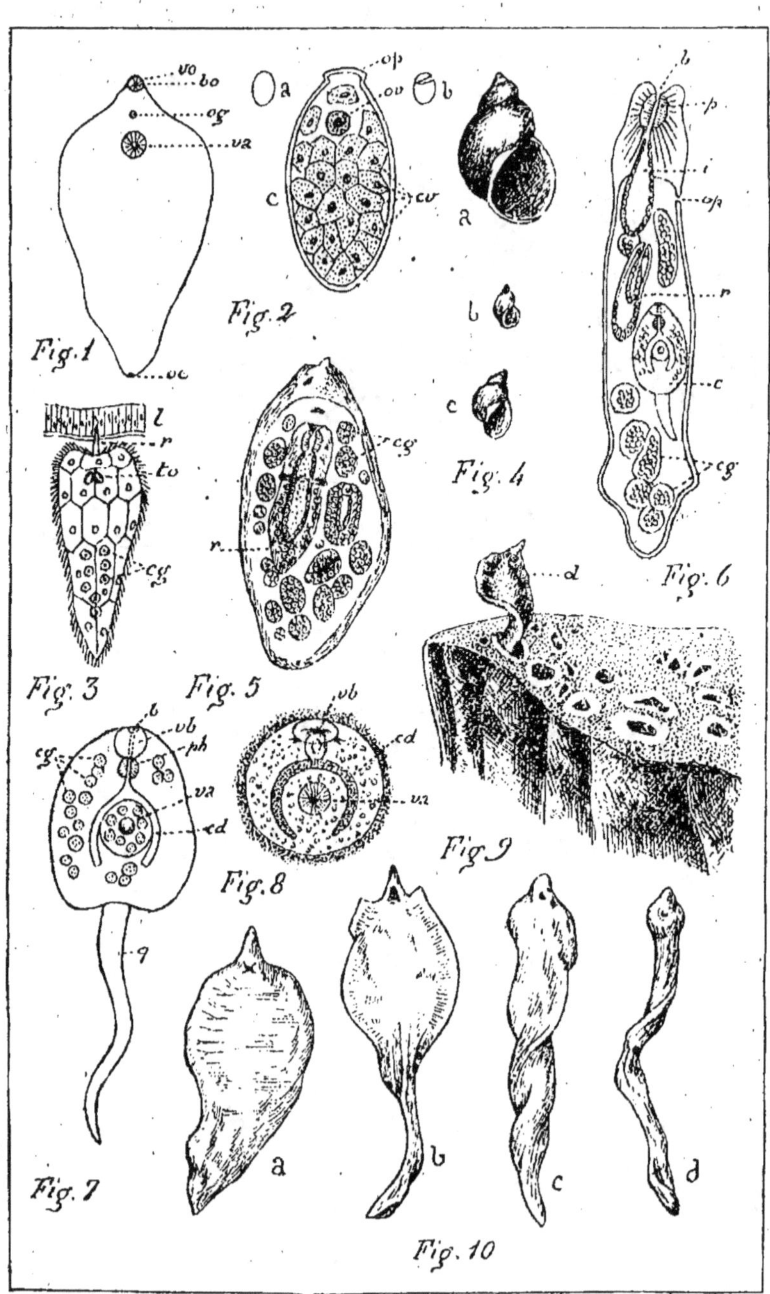

vo
bo
o
og
va

Fig. 1
oe

Oa
op
ov
Ob
c
cv
a

Fig. 2

b

c

Fig. 4

b
p
i
op
r
c
cg

Fig. 6

l
r
to
cg

Fig. 3

cg
r

Fig. 5

t
vb
ph
cg
va
cd

q

Fig. 7

vb
cd
va

Fig. 8

d

Fig. 9

a
b
c
d

Fig. 10

EXPLICATION DE LA PLANCHE

Fig. 1. - GRANDE DOUVE DU FOIE (Distomum hepaticum Retzius). Adulte : long. 15-30 millimètres, - vo, ventouse orale ou buccale, - bo, bouche, - og, orifice génital, - va, ventouse abdominale, - oe, orifice excréteur.

Fig. 2. - ŒUF. - Long. 0,14 millim. ; larg. 0,08 millim. ; - a, œuf grossi. b, le même avec opercule détaché. - c, très grossi : op, opercule. - ov, œuf proprement dit. - cv, cellules vitellines.

Fig. 3. - EMBRYON CILIÉ ou MIRACIDIUM. - Long. 0,13 millim. ; larg. 0,027 millim. - to, taches oculiformes, - cg, cellules germinatives. La fig. le montre perforant, avec son rostre r, le tissu l d'une limnée.

Fig. 4. - LIMNÉE (Limnœa truncatula Müller). - Long. 6-10 millim. a, grossie deux fois et demie. - b, c, grandeur naturelle.

Fig. 5. - SPOROCYSTE (d'après Leuckart). - cg, cellules germinatives, - r, rédie en voie de formation.

Fig. 6. - RÉDIE (d'après Aubert). - b, bouche, - p, pharynx, - i, intestin, op, orifice de ponte, - r, jeune rédie, - c, jeune cercaire, - cg, cellules germinatives.

Fig. 7. - CERCAIRE (d'après Aubert). - Long. y compris la queue : 0,9 millim. ; larg. 0,23 millim. - b, bouche. - vb, ventouse buccale. - ph, pharynx. - va, ventouse abdominale. - cd, tube digestif bifurqué (cœcums). - cg, cellules germinatives.

Fig. 8. - KYSTE renfermant une jeune douve (d'après Perrier), - vb, ventouse buccale. - cd, cœcums digestifs. - va, ventouse abdominale.

Fig. 9. - FOIE DE MOUTON INFESTÉ PAR LA DOUVE (d'après Brumpt). - d, douve sortant d'un canal biliaire. Les canaux biliaires, vus sur la coupe, montrent une paroi épaisse formée par la réaction adénomateuse et scléreuse (2/3 de grandeur naturelle).

Fig. 10. - a, b, c, d, PHASES SUCCESSIVES DE DESTRUCTION DE LA DOUVE sous l'influence de l'Extrait éthéré de Fougère mâle (d'après M.M. Raillet, Moussu et Henry). La mortification des tissus de la douve commence à la partie caudale et gagne progressivement la partie antérieure.

INTRODUCTION

La Cachexie aqueuse par distomatose fait chaque année de sérieux ravages dans le troupeau ovin et bovin français. La mortalité est surtout élevée pendant les années pluvieuses. C'est ainsi que, grace à des circonstances atmosphériques exceptionnelles, en 1910-1911, les pertes, en France, sans parler des autres pays de l'Europe, se chiffrèrent par millions.

Jusqu'à cette date, aucun remède réellement efficace n'existait contre ce terrible fléau. Il était difficile, en effet, d'atteindre les parasites logés dans le foie sans provoquer de lésions ou sans augmenter les lésions existantes. Seul, l'examen attentif et suivi de chacun des animaux pouvait empêcher l'éleveur de subir une perte complète ; car cet examen permettait, grace à la suralimentation, de livrer *les animaux à la boucherie avant que la viande n'ait cessé* d'être apte à la consommation.

C'est alors que les recherches et les expériences méthodiques des Professeurs A. RAILLET, G. MOUSSU & A. HENRY mirent en évidence les propriétés curatives de l'Extrait éthéré de Fougère mâle.

Dès la publication de cette découverte nous voulûmes expérimenter l'efficacité du remède proposé. Les premiers résultats de nos expériences confirmèrent si bien ceux des Professeurs d'Alfort et furent si concluants qu'à cette époque l'un de nous écrivait : "Dès aujourd'hui nous faisons connaître les résultats obtenus parce qu'*ils peuvent être de grosse conséquence pour les éleveurs de moutons*."

Nos expériences se poursuivirent dans la suite, tant sur les moutons que sur les bovidés. En présence des résultats heureux obtenus, le nouveau traitement ne tarda pas à devenir d'une application courante dans le Bassigny et ailleurs encore. Survint la guerre qui paralysa ce mouvement. Resté seul, M. BLANCHARD succomba à la tâche en 1916.

Le mal continuant son œuvre et restant toujours menaçant, nous reçûmes dans la suite de nombreuses demandes de renseignements sur la Distomatose et son traitement. C'est pour répondre à ces demandes que nous avons résolu de condenser en une brochure les divers articles publiés à ce sujet par M. BLANCHARD et les notes personnelles que nous avons prises en collaboration avec lui.

Nous serions heureux si nous pouvions contribuer à sauver quelques têtes de bétail et aider ainsi modestement au relèvement de la richesse et de la prospérité de la France.

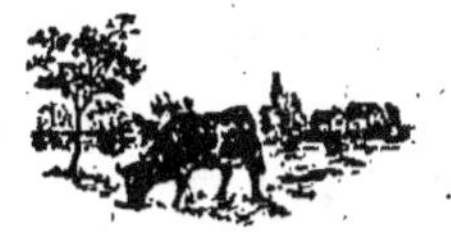

CHAPITRE I

DÉFINITION. LA CACHEXIE AQUEUSE PAR DISTOMATOSE

La cachexie des bovidés et des ovidés n'est pas une affection morbide spécifique due à des causes nettement déterminées. Quelles que soient son évolution et sa terminaison, elle peut provenir de causes diverses. C'est ainsi que certains cas sont dus à une infection provoquée soit par le microbe de Preiz-Nocard, soit par la pasteurellose, tandis que d'autres ont une origine parasitaire : strongles, douves, etc.

La plupart du temps, en France du moins, la cachexie aqueuse a pour cause la **Distomatose**, vulgairement appelée **Pourriture du Foie** ou encore **Maladie de la Douve**. Celle-ci est due à un parasite nommé Distome ou Douve qui se rencontre dans le foie, la vésicule biliaire et les canaux biliaires des animaux malades.

CHAPITRE II

DESCRIPTION ET ÉVOLUTION DE LA DOUVE

Le **Distome Hépatique** (Distomum hepaticum, du grec *dis*, deux, et *stoma*, bouche,) (fig 1) appelé encore **Douve du Foie** est un entoparasite de l'ordre des Trématodes.

Il se présente sous l'aspect d'un ver plat et ovale dont la forme rappelle assez celle de la feuille de buis ou du poisson nommé sole. Il est de couleur brun pâle avec les bords légèrement plus foncés. Ses dimensions sont de 15 à 30 millimètres de long sur 8 à 12 millimètres de large. Il présente à la face ventrale deux ventouses de fixation, l'une située à la partie antérieure du corps, l'autre abdominale, située à quelques millimètres de la première ; la bouche est placée au centre de la première. Il possède un appareil digestif et un appareil excréteur distinct du précédent, mais il n'a ni appareil circulatoire, ni appareil respiratoire, ni organe des sens. C'est un hermaphrodite à autofécondation interne.

Une autre douve, la **Douve Lancéolée**, beaucoup plus petite que la précédente (7 à 8 millimètres) et que, pour cette raison, on appelle la *petite douve*, par opposition à la précédente ou *grande douve*, se rencontre également, quoique plus rarement, dans le foie des herbivores. On la trouve surtout dans les régions de l'Est de la France, soit seule, soit avec la douve hépatique. Identique à la douve hépatique quant à ses transformations, elle paraît, d'autre part, résister davantage à l'action des médicaments (Moussu). Nous n'en parlons que pour mémoire.

La douve hépatique adulte à l'état de parasite du foie y pond continuellement, surtout d'avril à août, un très grand nombre d'œufs (**fig. 2**). Ces œufs operculés, ovoïdes, bruns, d'une longueur de 140 millièmes de millimètre, renferment une larve qui, protégée par une enveloppe résistante, peut vivre longtemps d'une vie ralentie et attendre des conditions favorables à son éclosion. Si, entraînée avec les excréments, elle ne se trouve pas dans les conditions nécessaires à son développement, elle finit par se dessécher et mourir. Si, au contraire, l'œuf arrive au contact de l'eau et si celle-ci est à une température convenable (23-24°), au bout de deux à trois semaines il subit une segmentation et il en sort un **Miracidium ou Embryon cilié** (**fig. 3**):

Cet embryon cilié d'une longueur d'un dizième de millimètre environ est caractérisé par un rostre acéré, une tache oculiforme dorsale et de grandes plaques ciliées. A l'intérieur se trouvent, au nombre de 5 à 8, des amas de cellules nommées *masses germinatives*. Grâce aux cils vibratiles qui le recouvrent, il nage en tous sens et sans arrêt jusqu'à ce qu'il rencontre un mollusque. Sa vie cependant ne dépasse guère une huitaine d'heures. Si pendant ce laps de temps il n'a pas rencontré de mollusque, ses énergies vitales étant épuisées, il meurt. Vient-il à rencontrer le mollusque cherché, une **Limnée** le plus ordinairement (Limnæa truncatula) (**fig. 4**), il se précipite sur les téguments de sa proie, les perfore à l'aide de son rostre, pénètre par la brèche dans le corps de sa victime et y élit domicile dans la cavité respiratoire.

Là, il perd ses cils devenus inutiles, se développe et se transforme en une sorte de sac irrégulier nommé **Sporo-cyste** (du grec *spora*, graine, et *kystis*, vessie) (**fig. 5**), d'une longueur d'un demi-millimètre environ, renfermant les masses germinatives dont nous avons parlé plus haut.

Ces cellules germinatives, à leur tour, se transforment en formes nouvelles qui portent le nom de **Rédies** (1) (**fig. 6**). Parvenues à maturité, les rédies percent les parois du sporocyste et vont se loger dans les diverses parties du mollusque qui leur sert d'hôte. Ces rédies ont la forme d'un sac cylindrique et allongé possédant un tube digestif simple terminé en cul-de-sac et dont l'orifice unique est constitué par la bouche ; à la partie antérieure et latérale se trouve un orifice de ponte.

Les rédies elles aussi, comme les sporocystes qui leur ont donné naissance, renferment des cellules qui se divisent pour donner des masses germinatives. Celles-ci se transforment et produisent de 15 à 20 organismes nouveaux qui, en hiver, sont presque toujours des **Cercaires** (*kerkos*, queue) (**fig. 7**), et en été, presque toutes, d'autres rédies. Ces dernières nommées *rédies-filles* ou rédies de seconde génération, donnent naissance à leur tour à des cercaires. Quelle que soit leur origine, qu'elles descendent des rédies de première ou des rédies de seconde généra-tion, les cercaires ressemblent beaucoup aux douves dont elles ont déjà l'organisation ; c'est ainsi que comme ces dernières, elles possèdent deux ventouses, un tube diges-tif bifurqué, etc, mais elles s'en distinguent par le port d'un long appendice caudal auquel elles doivent leur nom. Visibles à l'œil nu surtout quand elles sont nombreuses, les cercaires mesurent, queue comprise, près d'un millimètre de long.

Parvenues à leur complet développement, les cercaires s'échappent de la rédie par l'orifice de ponte et, à l'aide de leur queue et de leurs ventouses, cheminent à travers les tissus de la limnée, quittant bientôt cet hôte intermé-

---

(1) De RÉDI, naturaliste italien qui les a découvertes.

diaire pour passer dans l'eau. Là, elles nagent en liberté pendant un temps relativement court, gagnent les plantes voisines, s'y fixent et secrètent une enveloppe résistante qui les protège (fig. 8). Si un herbivore ingère un végétal souillé de ces kystes, ceux-ci arrivés dans l'estomac se dissolvent sous l'action des sucs digestifs et mettent en liberté chacun une jeune douve. Celle-ci passe alors du tube digestif dans le foie de l'animal en remontant les canaux biliaires. Là, elle grandit, devient adulte, se féconde elle-même et, pendant plusieurs mois, pond des milliers d'œufs jusqu'au jour où, passant dans l'intestin, elle est rejetée avec les fèces.

Nous sommes ainsi revenus au point de départ : le cycle se trouve fermé.

Le Tableau suivant donne une vue d'ensemble de ce cycle :

UN ŒUF DE DOUVE

se trouvant dans des conditions favorables d'humidité donne :

UN EMBRYON CILIÉ

qui pénètre à l'intérieur d'un **mollusque d'eau douce** et se transforme en

UN SPOROCYSTE

qui, par bourgeonnement interne, donne

DES RÉDIES

qui, soit directement, soit indirectement, par l'intermédiaire

de Rédies-filles, donnent

DES CERCAIRES

qui se fixent aux plantes, s'enkystent, sont absorbées par un **herbivore** et donnent

UNE DOUVE

qui, devenue adulte, pond des

ŒUFS.

En résumé, pour accomplir le cycle complet de sa vie, la douve 1) a besoin d'humidité ; 2) est parasite A) d'un premier hôte intermédiaire (mollusque d'eau douce), puis B) d'un second hôte (herbivore) dans le foie duquel elle vit à l'état adulte et où elle produit les ravages que nous allons étudier (fig. 9).

CHAPITRE III

ACTION DE LA DOUVE

La douve produit sur l'organisme une action spoliatrice, mécanique, irritative, toxique et bactérifère.

L'action spoliatrice est due à ce que la douve se nourrit de globules rouges ; aussi les animaux distomatosés deviennent-ils profondément anémiques. L'anémie est telle qu'à la dernière période de la maladie, le sang des animaux, au lieu de présenter une belle couleur rouge, n'a plus qu'une teinte rosée, jus de groseille. C'est ce qui explique la décoloration de la peau, des muqueuses et de la conjonctive de l'œil.

La douve produit une action mécanique en oblitérant les canaux biliaires. Les douves parfois sont en si grand nombre que la vésicule et surtout les canaux biliaires en sont bourrés et distendus au point de doubler et même de tripler de grosseur. L'oblitération des canaux produit la rétention du liquide biliaire. Celui-ci ne trouvant plus son écoulement normal passe dans le sang et produit l'ictère ou jaunisse. L'imprégnation des tissus par les pigments biliaires, normaux ou modifiés, se décèle par la teinte plus ou moins jaunâtre des muqueuses et surtout de la conjonctive de l'œil. Le liquide biliaire n'étant plus versé dans l'intestin ne peut, dans certaines affections, exercer son action microbicide.

La douve exerce encore une action irritative. Dans les canaux elle produit des lésions, voire même des ouvertures par lesquelles elle pénètre dans le parenchyme du foie, dans la cavité péritonéale où on la trouve souvent en quantité importante, dans les poumons, etc, ce qui explique certains cas de mort subite. L'organisme animal en réagissant produit l'épaississement, la sclérose et même l'incrustation des canaux qui ne peuvent plus fonctionner normalement (fig. 9).

La douve enfin exerce une action toxique et bactérifère. Elle déverse des substances toxiques dans le courant circulatoire. Ces toxines, comme tout poison, exercent une influence nocive sur les divers organes et, en tout cas, sont une cause d'affaiblissement pour l'organisme entier. De plus, au cours de ses pérégrinations, la douve entraîne, de l'instestin dans le foie, dans les canaux biliaires et pancréatiques, des microbes intestinaux capables de déterminer eux-mêmes des abcès, des suppurations, l'inflammation des voies biliaires et du pancréas. Ajoutons encore que, par la piqûre qu'elle produit, la douve inocule directement ces microbes qui, jetés ainsi dans le courant circulatoire, sont la cause de diverses maladies infectieuses, de la pneumo-entérite notamment, affection contagieuse et à dénouement presque toujours fatal.

CHAPITRE IV

MODE DE CONTAMINATION DU BÉTAIL

L'humidité, nous l'avons vu, est la condition nécessaire à l'évolution et à la multiplication de la douve. Aussi trouve-t-on les cercaires là où vivent les mollusques d'eau douce, limnées, etc. C'est ainsi que les cercaires se rencontrent dans les régions où le sous-sol est imperméable et le sol humide. Voilà pourquoi la douve existe à l'état endémique dans les pays à pâturages riches, mais quelque peu humides comme ceux du Bassigny, du Berry, du Nivernais, etc. Les cercaires se trouvent sur les bords des cours d'eau, ruisseaux, rivières, sur les bords des fossés, des étangs et des mares, particulièrement quand ils renferment des plantes aquatiques et c'est ordinairement le cas, dans les dépressions de terrain, dans les endroits qui ont été inondés pendant l'été, etc.

Le péril devient beaucoup plus grave encore pendant

les années pluvieuses. Les cercaires foisonnent alors partout, adhérant aux herbes humides.

Beaucoup sont infailliblement absorbées par les animaux à la pâture en nombre parfois prodigieux, principalement à l'automne où l'herbe se faisant plus rare, le bétail, et particulièrement les moutons, la broutent jusqu'au collet. Les cercaires absorbées ne tardent pas à éclore dans l'intestin et l'animal est atteint de distomatose.

Si donc, parmi des bovins ou des ovins qui ont été nourris en automne sur des terrains déjà pâturés depuis mai-juin, un cas de distomatose se manifeste, il y a lieu de croire que tout le troupeau est atteint. On constate que les jeunes animaux, ceux de un à trois ans, et les animaux de complexion malingre, sont les premiers attaqués et, qu'en tout cas, chez ces derniers, les ravages sont plus prompts et d'autant plus rapides que les animaux sont déjà anémiés par une alimentation défectueuse et, par conséquent, moins résistants. Les animaux vigoureux opposent au mal une plus grande force de résistance; l'économie se défend mieux contre les douves et peut même, si celles-ci ne sont pas trop nombreuses, en triompher. A l'autopsie on trouve souvent dans le foie des cavernes cicatrisées. Ces cavernes ont été produites par la douve qui n'a pu continuer ses ravages par suite de la vigueur du sujet.

Il arrive aussi que, même pendant les années sèches, quelques douves envahissent le foie des ruminants. Ce fait s'explique par la présence de cercaires sur les herbes des cours d'eaux qui traversent les prairies ou sur celles des mares où va s'abreuver le bétail. Toutefois ces années-là, les douves étant en nombre restreint, le danger pour la vie des animaux est à peu près nul. Les œufs pondus par ces douves perpétueront la distomatose.

La stabulation permanente ne met pas les animaux à l'abri de l'infestation. Si les animaux sont affouragés avec l'herbe provenant d'endroits contaminés et renfermant des cercaires, ils peuvent fort bien contracter la distomatose ; nous en avons fait la constatation sur des moutons et sur des lapins.(1)

On peut rencontrer la distomatose chez tous les herbivores, y compris le cheval, le porc, la chèvre et le lapin.

CHAPITRE V

DIAGNOSTIC

Le mouton en bonne santé est vigoureux, agile ; il fuit quand on veut le saisir : s'il est arrêté il fait tous ses efforts pour s'échapper. L'examen des yeux fait voir la muqueuse de la paupière d'un rose vif, la conjonctive blanche et les veines d'un rouge vif. Sous la laine, la peau est d'un beau rose chez les moutons à laine blanche et bleuâtre chez les moutons à laine noire. La laine est chargée de suint et adhère fortement à la peau.

Exception faite des remarques sur la couleur de la peau et de la laine, les mêmes caractères s'observent chez les animaux de l'espèce bovine.

Si, au contraire, le mouton est mou, languissant, et se laisse prendre sans résistance ; s'il a l'intérieur des paupières et les yeux pâles, les paupières boursouflées (œil gras),

---

(1) Ajoutons que nous avons observé, entre autres, deux cas certains de distomatose, l'un chez un veau sevré, l'autre chez un jeune mouton, bien que ces animaux, élevés à l'intérieur, n'aient pas reçu de nourriture apparemment infestée de cercaires. Comment expliquer ces cas et d'autres analogues ? Si, malgré les travaux des Thomas, des Leuckart, des Raillet, etc, nos connaissances actuelles ne nous permettent pas de le faire, du moins pouvons-nous envisager plusieurs hypothèses :

1· Au moment de la fenaison, les cercaires insuffisamment desséchées restent fixées sur le foin. Là, grâce à l'humidité que ce dernier peut renfermer, elles continuent à vivre d'une vie ralentie jusqu'au jour où, ingérées par un herbivore, elles se développent normalement.

2· Les œufs dispersés sur les litières des étables et des bergeries par les animaux distomatosés sont absorbés par les animaux sains et éclosent à l'intérieur de ceux-ci sans subir les transformations ordinaires. Dans cette hypothèse, il faudrait admettre qu'en dehors du cycle que comporte l'évolution normale et décrite plus haut de la douve, il peut en exister un autre, parallèle au premier, quoique plus rare, dans lequel l'évolution de la douve se fait directement sans l'intermédiaire d'un mollusque d'eau douce et où les diverses métamorphoses du parasite se font sur place par simplification, par disparition des migrations et générations successives, comme c'est le cas pour d'autres trématodes.

3· Enfin, d'après le Professeur Moussu, on pourrait se trouver en présence d'une infection intra-utérine du fœtus par l'appareil circulatoire.

les yeux larmoyants et les muqueuses de la bouche de couleur pâle ; si, sous la laine, la peau est blanche, si la laine est sèche et se détache facilement, si l'animal s'essoufle à la moindre course, il est certainement atteint de distomatose.

Le Bœuf, atteint de la même affection, est sans résistance ; la conjonctive et la muqueuse de la paupière sont pâles ; la peau est sèche et collée. Si on pince l'animal au-dessous du jarret, il s'affaisse sous la douleur ; quand il se lève, il ne s'étire pas. Capricieux pour la nourriture, il prend un jour ses aliments préférés et les délaisse le lendemain. Il en est de même pour la boisson. Il maigrit et devient cachectique.

Dans cet état, l'animal, mouton ou bœuf, est à peu près à la troisième période du mal. A la fin de celle-ci la conjonctive de l'œil devient jaunâtre.

Chez le mouton, il se forme un amas de sérosité qui se localise presque toujours sous la gorge et qu'on appelle vulgairement **boule, bouteille** ou **goulée.**

Chez le bœuf on peut trouver sous la ganache un engorgement non douloureux, de cause et de nature identiques à l'œdème du mouton.

C'est à cette période, vers janvier-février, que la mortalité est la plus grande. Chez les bovidés comme chez les ovidés, l'appétit diminue, la soif est ardente, les excréments se ramollissent, puis survient la diarrhée, signe précurseur d'une mort à brève échéance.

Dans la première période qui correspond à l'éclosion des cercaires dans le tube digestif du bœuf ou du mouton et au passage de la douve dans le foie, les symptômes, surtout chez les animaux bien nourris, sont assez peu appréciables. C'est à peine si on peut constater de la faiblesse ou de la nonchalance.

Dans la seconde période qui se présente en général de novembre à janvier, les signes distinctifs sont les mêmes qu'à la troisième période, mais moins caractérisés: les animaux manquent de jarret et présentent déjà les symptômes de l'anémie.

Les symptômes de la distomatose étant, dans la première période surtout, difficilement appréciables pour un éleveur peu exercé, il y a lieu, particulièrement dans les années humides, de surveiller de très près les animaux. Si un doute vient à se produire, le plus simple est de tuer un mouton, celui qui semble être à la période la plus avancée de la maladie, et de rechercher avec soin s'il se trouve des douves dans les canaux biliaires. On examine également le liquide biliaire. Celui-ci, qui en temps normal est verdâtre et limpide, prend, dans la distomatose, une teinte noirâtre due aux excréta que la douve rejette. On peut aussi faire faire la recherche des œufs dans les excréments au moyen du microscope.

Enfin, en mars-mai, chez les sujets où les douves étaient moins nombreuses, ainsi que chez ceux dont l'organisme possédait une plus grande force de résistance, on peut constater une amélioration. A leur tour, ces animaux deviendront les propagateurs directs et actifs de la distomatose.

Les mois auxquels correspondent les stades de la maladie ne sont donnés qu'à titre d'indication générale et n'ont rien d'absolu. Suivant les circonstances, les stades de la maladie peuvent précéder ou suivre les époques indiquées.

CHAPITRE VI

PRONOSTIC

La distomatose en elle-même, comme en raison des complications secondaires qu'elle peut entraîner et en raison de sa diffusion, est toujours une affection grave.

Quand on se rend compte de l'action que peut exercer sur l'organisme une multitude de douves, on n'est plus étonné des pertes qui peuvent se produire. La mortalité est grande ; elle peut atteindre jusqu'à 90 % de l'effectif du troupeau. Nous avons même vu quelques troupeaux complétement anéantis.

De plus, quand cette affection est favorisée par une période pluvieuse, elle peut sévir dans toute une contrée et même toute une nation, — en 1910-1911, elle a sévi dans l'Europe entière, — et prendre la forme d'une désastreuse épizootie.

Lorsque, durant les années sèches, elle est localisée à un troupeau ou même seulement à quelques têtes de bétail, elle est encore une cause de pertes sérieuses pour l'éleveur. Les animaux atteints restent malingres; les avortements, en raison de l'anémie ou des complications secondaires, sont fréquents; les jeunes qui naissent sont débiles et, par suite de cette faiblesse native, prédisposés et peu résistants à toutes les affections du jeune âge.

Il y a donc lieu de prendre tous les moyens préventifs et curatifs nécessaires pour enrayer le mal et ses conséquences.

Les moyens préventifs sont basés sur l'évolution de la douve et les milieux dans lesquels s'effectuent les métamorphoses du parasite; les moyens curatifs sur la propriété de certains médicaments de s'éliminer par le foie et de désorganiser la douve : l'Extrait éthéré de Fougère mâle retiré de la racine de la Fougère mâle (Aspidium filix mas), qui renferme comme principes actifs la filicine et l'acide filicique, réunit ces conditions. (fig. 10)

CHAPITRE VII

PROPHYLAXIE DE LA DISTOMATOSE

Mieux vaut prévenir que guérir. Aussi l'éleveur devra employer tous les moyens préventifs qui permettent de restreindre un mal qui tend à s'étendre de plus en plus et à gagner des régions où anciennement il était inconnu.

Il importe pour cela de ne pas conduire les animaux sur des pâturages humides, sur des prairies qui ont été inondées, même temporairement, à la suite de débordements de cours d'eau, sur les endroits présentant des bas-fonds qui retiennent l'eau des pluies, sur les terrains marécageux, sur les bords des étangs, ruisseaux, rivières, fossés, rigoles, etc.

Les animaux en stabulation ne recevront pas à l'état

frais l'herbe recueillie dans les endroits indiqués ci-dessus. Mais les fourrages provenant de ces mêmes terrains peuvent, après dessication, être donnés sans inconvénient aux animaux, surtout si, *lors de la rentrée au fenil, on les a saupoudrés de sel*, ou si, lors de la distribution, on les arrose d'eau légèrement salée.

L'abreuvement à la mare doit être proscrit. Si on ne peut faire autrement, on aura soin de supprimer tous les végétaux qui croissent soit dans la mare, soit sur les bords et qui sont les porteurs naturels des limnées et des cercaires.

Pour dessécher les pâturages humides, il y aura lieu de les drainer au moyen de tuyaux de drainage, ou, dans certains cas, de favoriser l'écoulement des eaux au moyen de fossés superficiels.

Avant de conduire les animaux sur des pâturages humides ou sur des pâturages qui ont été inondés, il importe d'y détruire les limnées et les cercaires. Parmi les produits essayés, la chaux est celui qui a donné les meilleurs résultats. D'après le professeur Moussu, on répand par hectare 800 à 1000 kilos de chaux éteinte sur les zones qui ont été submergées quand il ne reste plus qu'une mince couche d'eau de quelques centimètres. Cette opération doit se faire au printemps et en été. A ces époques de l'année, la chaux détruirait les jeunes limnées et les cercaires et serait sans inconvénient pour les animaux.

Les excréments des animaux malades renfermant des œufs de douve, on ne conduira pas les fumiers sur les prairies, mais sur les terres où ils doivent être enfouis.

Enfin, d'une façon générale, on veillera à une bonne hygiène et à une bonne alimentation, évitant tout ce qui peut diminuer la force de résistance des animaux ; on donnera des fourrages secs aux animaux avant leur départ pour la pâture ; on ne conduira ceux-ci sur la pâture qu'après la disparition de la rosée, etc.

Plus spécialement, on ajoutera du sel à la ration alimentaire ou on mettra à la disposition des animaux des blocs de sel gemme, le sel exerçant une influence nuisible sur les douves.

On peut encore mélanger des marrons d'Inde cuits à la nourriture des moutons, ainsi que des branches de pin, de genévrier, de saule ou de genêt. Les huiles essentielles que renferment ces plantes semblent jouir de la propriété d'entraver le développement des douves ou tout au moins d'activer la secrétion biliaire.

CHAPITRE VIII

TRAITEMENT CURATIF

Lorsque la distomatose est bien caractérisée il faut agir autrement. Non pas que les soins hygiéniques et une alimentation soignée soient inutiles, car ils permettent, quand les douves sont peu nombreuses, de lutter contre l'anémie avec quelque efficacité; mais employés seuls quand le foie renferme une multitude de douves, ils sont insuffisants et ne peuvent que retarder un dénouement fatal. Ils ne dispensent pas de recourir au remède spécifique. l'**Extrait Éthéré de Fougère mâle**.

Ce remède s'emploie aux doses et de la manière suivantes:

MOUTON

La dose *quotidienne* est de

Extrait éthéré de fougère mâle	5 grammes
Huile grasse comestible.	25 grammes

Cette dose s'entend pour un mouton de 25 à 30 kilos. Au cas où le poids de l'animal s'écarterait sensiblement du poids indiqué ci-dessus, il faudrait, suivant le cas, augmenter ou diminuer la dose de façon à ce qu'elle corresponde à un gramme au maximum d'Extrait de fougère par 6 kilos de poids vif.

BŒUF ou VACHE ADULTES

La dose *quotidienne* pour un bœuf ou une vache adultes du poids de 500 kilos et au-dessus est de

Extrait éthéré de fougère mâle	50 grammes
Huile grasse comestible	250 grammes

GENISSE ou JEUNE BŒUF

La dose *quotidienne* pour un de ces animaux du poids de 300 kilos est de

Extrait éthéré de fougère mâle	30 grammes
Huile grasse comestible	150 grammes

VEAU

La dose *quotidienne* pour une jeune bête de 100 kilos environ est de

Extrait éthéré de fougère mâle	10 grammes
Huile grasse comestible	50 grammes

Pour les bêtes bovines, la dose est donc de un gramme d'Extrait de fougère par 10 kilos de poids vif, et par jour, maximum qu'il ne faut pas dépasser crainte d'empoisonnement.

Le remède doit être administré à chacun des animaux malades pendant **cinq jours consécutifs**, le matin, à jeun; on ne donne à manger aux animaux traités que deux heures après l'ingestion du médicament.

On donne le remède à la bouteille ; celle-ci très incomplètement remplie doit être agitée énergiquement afin d'obtenir un mélange parfait, une émulsion bien homogène.

La proportion en poids des éléments est d'environ 5 parties d'huile pour une partie d'Extrait de fougère.

Par huile comestible, il faut entendre toute huile de table, d'olive, de navette etc. Il faut éviter avec soin l'emploi d'une huile purgative, telle l'huile de ricin, ainsi que l'éther sulfurique.

Sous peine de ne pas obtenir le résultat cherché, il faut se défier des extraits commerciaux que leurs bas prix relatifs pourraient faire rechercher. Certains extraits, dont les Allemands nous inondaient avant la guerre, étaient tirés non de l'Aspidium filix mas, mais de l'Aspidium spinolosum, très abondant en Allemagne, mais qui ne renferme que peu ou pas d'acide filicique. Il est absolument essentiel de n'employer qu'un **extrait bien titré** et renfermant au minimum 15% de filicine. Pour cela, on peut se procurer un extrait garanti par l'intermédiaire de l'Union Centrale des Syndicats des Agriculteurs de France, du Syndicat Central des Agriculteurs de France, du Syndicat agricole du Bassigny. (1)

Le traitement doit être complété pendant quelques semaines par un bon régime alimentaire. Comme boisson on donne de l'eau rouillée aux animaux.

Il est également nécessaire de ne pas remettre les animaux sur les pâturages contaminés où ils contracteraient à nouveau la distomatose.

Le prix du traitement est assez élevé. Avant la guerre, suivant les cours, le prix du kilo d'Extrait éthéré oscillait autour de 75 fr. Pendant la guerre il a doublé.

CHAPITRE IX

EFFETS DU TRAITEMENT

Ce traitement, malgé son prix de revient, est appelé à jouer un rôle économique considérable dans l'élevage, ce rôle étant fonction des résultats du traitement. Or, des nombreuses expériences que nous avons faites depuis la découverte du Dr Moussu, expériences qu'il est inutile de rapporter en détail, nous pouvons déduire les importantes et certaines conclusions pratiques suivantes.

Administré dans les débuts de la maladie, alors que les douves n'ont pas encore altéré les tissus hépatiques et avant que le foie ne soit hypertrophié, l'extrait de fougère mâle produit une guérison radicale. Dès la fin du traite-

---

(1) Parmi les spécialistes français fabriquant l'Extrait éthéré de Fougère mâle, nous citerons la Maison Gignoux frères & Barbezat, à Décines, près de Lyon (Isère), qui fournit un Extrait dosé et garanti à 24-25 0/0 de filicine et à 3.50 0/0 d'acide filicique.

Cette maison qui a des moyens de fabrication très puissants produit plus de 100 kg. par mois et est en mesure de livrer très rapidement par la poste le mélange tout préparé d'Extrait et d'huile auquel elle joint de petites mesures en aluminium permettant de calculer exactement et facilement la dose journalière à administrer.

Actuellement ces fabricants livrent l'Extrait de Fougère à 120 fr. le kg. pris à l'usine.

La Maison Gignoux fabrique également l'APHTINE qui donne de très bons résultats dans le traitement préventif et curatif de la fièvre aphteuse. Le traitement pour 6 vaches revient à 20 fr.

ment toutes les douves disparaissent et les animaux n'éprouvent aucun des effets de la maladie. En particulier, chez les femelles, on ne constate pas d'avortements consécutifs.

A une période plus avancée, alors que les canaux biliaires sont bourrés de douves, celles-ci disparaissent dès la fin du traitement. Le liquide biliaire qui était noirâtre et visqueux lors de la présence des douves, fait place au liquide clair et verdâtre qui se trouve dans les canaux biliaires lorsque l'animal est à l'état normal. Petit à petit les lésions se cicatrisent, le foie reprend l'aspect d'un foie sain et son fonctionnement redevient normal. Là encore, à ce stade de la maladie, la guérison est assurée.

L'action du traitemement s'étend plus loin encore ; elle combat en même temps les infestations parasitaires concomitantes comme la strongylose gastro-intestinale dont l'action se surajoute à celle de la douve pour favoriser la cachexie aqueuse.

Mais, si on ne recourt au remède que quand le mal a fait son œuvre, que les tissus du foie désorganisés sont incapables de reprendre leurs fonctions, que la cachexie est trop grande, que des complications graves sont survenues, il ne faut pas s'étonner de l'insuccès du traitement. Dans ce cas, l'éleveur disposant d'un remède qui, employé en temps opportun, aurait procuré la guérison certaine, ne pourra s'en prendre qu'à sa négligence.

CHAPITRE X

UTILISATION DANS L'ALIMENTATION HUMAINE DE LA VIANDE & DU LAIT DES ANIMAUX ATTEINTS DE DISTOMATOSE

La viande de l'animal atteint, bœuf ou mouton, lorsque la maladie est à la première ou à la seconde période, est bonne pour la consommation. Il est assez rare, en effet, qu'à ces périodes, des complications infectieuses se soient produites.

Il convient de citer à ce sujet la manière d'agir des grands éleveurs anglais. Quand ceux-ci veulent se débarrasser de leurs reproducteurs de choix réformés, ils les font conduire sur des pâturages marécageux afin que ces animaux y contractent la distomatose. Pendant les premiers temps de la maladie les moutons engraissent facilement. Les propriétaires les vendent alors, sûrs qu'ils seront abattus pour la boucherie et qu'ils ne pourront être employés à la reproduction.

Il n'en est plus de même si on attend que l'anémie et la cachexie aient fait leur œuvre. Dans ce cas la viande est molle, blanche et sans goût ; la graisse est chargée d'eau et le sang décomposé ; le foie est désorganisé, de couleur gris blanchâtre et répand une odeur repoussante ; le poumon et les organes voisins sont souvent envahis par la douve.

Quand au lait des femelles atteintes de distomatose sans complication, il ne semble pas qu'il y ait danger pour l'homme de le consommer. Néanmoins, comme tout lait quelque peu suspect, il ne doit être consommé qu'après ébullition. Ajoutons enfin que la vache ou la brebis, lors de la troisième période de la maladie, ne donne plus de lait.

CHAPITRE XI

LA DISTOMATOSE HUMAINE

La distomatose est une affection qui frappe plus spécialement les espèces bovines et ovines, quoique les autres herbivores, nous l'avons vu, n'en soient pas exempts. L'homme lui-même n'est pas à l'abri des ravages causés par certaines espèces de douves. Rarement signalée dans nos pays, la distomatose humaine se rencontre plus fréquemment en Chine et dans les régions tropicales.

Serait-il plus prudent de surveiller notre alimentation en ce qui regarde le cresson et le pissenlit, par exemple, qui peuvent être porteurs de cercaires ? D'aucuns s'appuyant sur des cas non douteux de distomatose constatés chez l'homme, le pensent. D'autres le nient : si la cueillette de ces plantes a lieu dans des endroits non fréquentés par des animaux, ou dans des endroits fréquentés par des

animaux indemnes, il n'y a pas lieu de prendre de pré-
cautions spéciales, ces plantes ne pouvant porter de cercaires. D'autre part, la rareté des cas de distomatose
humaine constatée en France semble indiquer que les
douves hépatiques et lancéolées sont difficilement l'hôte
de l'homme. Quand à nous, nous ne voulons pas trancher
la question et laissons ce soin aux spécialistes compétents.

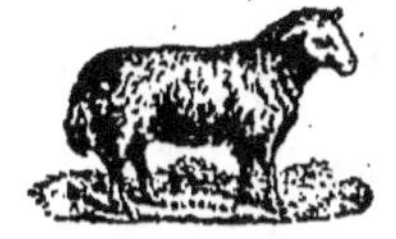

TABLE DES MATIÈRES

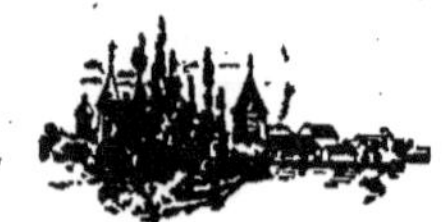

Imprimerie C. GAUTHIER, Saint-Dizier